TABLE SYNOPTIQUE

D'UNE PIÈCE

D'ANATOMIE

ARTIFICIELLE,

DE M. AUZOUX,

DOCTEUR EN MÉDECINE.

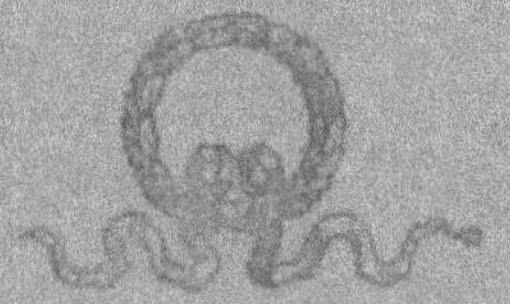

PARIS,

CHEZ L'AUTEUR, RUE DU PAON, N° 8.

1830.

TABLE SYNOPTIQUE

D'UNE PIÈCE

D'ANATOMIE

ARTIFICIELLE

DU

Docteur Auzoux.

PRIX : 1 FR.

PARIS,

IMPRIMERIE DE SÉTIER,

RUE DE GRENELLE SAINT-HONORÉ, N° 29.

—

1830.

AVERTISSEMENT.

En publiant cette table synoptique, l'auteur a eu pour but de rendre ses préparations d'anatomie artificielle d'un usage facile pour les personnes qui ne les connaissent pas, ou qui n'ont pas l'habitude de s'en servir, et même pour celles qui n'auraient aucune idée de la superposition des milliers de parties qui entrent dans la composition du corps humain.

En effet, les personnes les plus étrangères à l'anatomie pourront se servir de ces pièces si elles veulent se rappeler que des numéros d'ordre placés sur chaque organe susceptible d'être déplacé, servent à indiquer l'extrémité par laquelle on doit saisir l'organe que l'on veut isoler, et l'ordre dans lequel doit se faire le déplacement.

Ces numéros correspondant à la table, font connaître le nom de l'organe. Les lettres alphabétiques, ou des numéros plus petits, indiquent les détails minutieux qui se trouvent sur chaque pièce. Des milliers d'élèves de tous les rangs et de toutes les conditions, qui ont étudié l'anatomie à l'aide de ces préparations, ont fourni la preuve que l'habitude de s'en servir s'acquérait facilement, et que le tableau synoptique pouvait être considéré comme un véritable manuel d'anatomie.

Ils ont de plus fourni la preuve de cette grande vérité, professée par Dessaux, par Bichat, et par tous les anatomistes modernes, que l'anatomie ne s'apprend point dans les livres, lors même que l'on trouverait une mémoire assez heureuse pour les apprendre par cœur.

L'anatomie, a dit Galien, *ne s'apprend point quand on inspecte les parties par hasard ; elle ne s'apprend qu'en voyant long-temps et souvent les mêmes objets.*

Il est incontestable que, si ce modèle nous représente fidèlement toutes les parties qui entrent dans la composition du corps humain, jusqu'aux détails les plus minutieux, et avec tous les caractères qui leur sont propres; que, s'il nous fournit la possibilité de déplacer et de réunir les organes, dans tous les temps, dans toutes les saisons, aussi long-temps et autant de fois qu'on le peut désirer; l'élève qui se servira de ces préparations, apprendra en peu de temps à connaître *la situation*, *l'étendue*, *la forme*, *les attaches*, *la direction*, *les rapports* des organes; *l'origine*, *le trajet*, *les rapports*, *la distribution et la division* des vaisseaux et des nerfs; et qu'ayant en même temps toutes les parties sous les yeux, il aura une idée juste de l'ensemble, comprendra le mécanisme de chaque organe, les changemens que cet organe éprouve au moment de l'action, et qu'en peu de temps cet élève acquerra une connaissance exacte de tous les phénomènes de la vie.

ANATOMIE

ARTIFICIELLE

DU DOCTEUR AUZOUX.

1. Occipito frontal confondu antérieurement avec l'orbiculaire.

A Orbiculaire des paupières.
b Veine frontale.
c,c,c, Anastomoses des veines frontales avec les temporales.
d Veines occipitales.
e Nerf sus-orbitraire.
f Divisions du nerf temporal.
g Divisions du nerf occipital.

2. M. Masseter.

A Conduit du stenon.
b Artère transversale de la face, fournie par l'artère temporale.
cc Branches du nerf facial, filets palpébraux.
d Filets du même nerf, se portant sur les côtés du nez.
e Filets du même nerf, pour les muscles de la face.
f Branche du nerf facial qui se porte à la commissure des lèvres, aux muscles de la lèvre inférieure et s'anastamosant avec le muscle mentonnier.

3. Arcade zigomatique.

a a Filets palpébraux du nerf facial.

4. M. temporal.

a Artère temporale.
b Filets temporaux fournis par la 5e paire.
c Filets du même nerf, allant à l'orbiculaire des paupières.
d Veine temporale.
e Branche postérieure de la même veine, s'anastamosant avec l'occipitale.
f Branche antér. s'anastomosant avec les veines pulpébrales.

5. M. de la face, se perdant dans l'orbiculaire des lèvres.

a M. labial supérieur.
b M. labial inférieur.
c M. releveur commun de l'aile du nez et de la lèvre supérieure.
d M. mirtiforme.
e M releveur propre de la lèvre supérieure.
f M. canin.
g — petit zigomatique.
h — grand zigomatique.
i — buccinateur.
k — triangulaire des lèvres.
l — carré ou abaisseur de la lèvre supérieure.
m — houppe de menton.
n Artère maxillaire externe.
o Petite branche de la même artère qui se porte au carré et au triangulaire.
p Rameau qui s'anastomose avec l'artère transversale de la face.
q Art. labiale inférieure.
r Art. labiale supérieure.
s Branche ascendante ou transversale du nez, s'anastomosant avec l'ophtalmique.

t Veine maxillaire externe ou faciale.
u V. palpébrale externe.
v V. dorsale du nez, ou palpébrale interne.
x Branche cutanée du nerf dentaire inférieur.
aa Rameaux labiaux d'un nerf facial.
bb Rameau du sous-orbitaire.

6. Sterno-Mastoïdien.

a,a,a, Plexus superficiel du cou fournissant.
b Branche sus-scapulaire.
c Br. sous clavière.
d Br. transversale.
e Br. ascendante.
f Veine jugulaire externe.

7. Sterno et omo hyoïdien du côté gauche.

a Filets nerveux fournis par le plexus cervical superficiel.

8. Sterno Thyroïdien.

9. Portion inférieure du Sterno mastoïdien du côté droit.

10. Sterno et omo hyoïdien, du côté droit.

11. Sterno thyroïdien droit.

12. Corps thyroïde.

a Veine thyroïdienne supérieure.
b Artère thyroïdienne supérieure.
c Art. thyroïdienne inférieure.

13. M. Deltoïde.

a Tronc de la veine céphalique.
b,b,b, Anastomoses des veines sous-cutanées.

14. M. grand Pectoral.

15. M. petit Pectoral.

a Artère thorachique supérieure.
b Veine thorachique.
c Nerf thorachique venant du plexus axillaire.

16. M. Trapèze.

a,a,a, Filets des branches postérieures des 3e, 4e paires cervicales.

17. M. Angulaire de l'omoptace.

a Rameau venant de la branche postér. de la 4e paire.
b Ram. venant de la branche postér. de la 5e.
c Branche artérielle, venant de l'artère cervicale profonde ou ascendante.

18. Triceps brachial.

a Portion externe.
b Portion moyenne ou longue.
c Portion interne.
d Filet nerveux, venant du circonflexe postér.
e Tronc du nerf cubital.
f,f, Filets cutanés venant du nerf précédent.
g Rameau cutané externe du nerf radial sortant entre la portion externe et la portion moyenne du muscle triceps brachial.
h Branche du même nerf, destiné aux tégumens de la face externe de l'avant-bras.
i Branche du même nerf, se portant aux tégumens de la face postér. du bras.
k k Rameaux anastomotiques.
l l Anastomoses superficielles entre les veines basiliques et céphaliques.

19. Muscle sus-épineux.

20. Muscles de la fosse sous-épineuse.

a M. Sous-épineux.
b — petit rond.
c — grand rond.
d Branche postér. venant de l'artère scapulaire supérieure.

21. Grand Dorsal.

22. M. biceps du bras.

a Longue portion.
b Courte portion.
c Tronc de la veine céphalique.
d Tronc de la veine basilique.
e,e,e,e, Fréquentes anastomoses entre les veines.
f Médiane basilique.
g V. cubitale interne s'ouvrant dans la basilique.
h V. radiale externe s'ouvrant dans la céphalique.
i Tronc de la veine radiale antérieure.
k Nerf cutané interne venant du plexus axillaire.
l,l, Ramification du même nerf se portant aux tégumens de la face postérieure du bras, et allant s'anastomoser avec des rameaux de la branche cutanée externe du nerf radial.
m,m,m, Filets du même nerf se portant aux tégumens de la face antérieure du bras.

Déplacez la petite cheville qui tient en rapport le tiers interne de la clavicule avec les deux tiers externes; éloignez l'épaule et séparez-la du sujet.

23. M. coraco brachial.

a Nerf musculo-cutané traversant le muscle.
bb Rameau du même nerf fournissant à ce muscle.

24. Brachial antérieure.

a Tronc du nerf caraco brachial.
Tronc du nerf Radial.
cc Rameaux de l'artère brachiale destinés au muscle brachial antérieur.

25. M. long supinateur.

a Continuation du nerf musculo-cutané externe.
b Tronc de la veine radiale externe.

26. M. premier radial externe.

a Continuation du tronc de la veine radiale externe.
b Filets nerveux venant du rameau cutané externe du radial.
c Filet nerveux venant du musculo cutané.

27. M. second radial.

à Tronc de la veine radiale externe.

28. M. superficiels de la face antérieure de l'avant bras.

a M. rond pronateur.
b M. radial antérieur.
d M. petit palmaire.
c V. cubitale superficielle.
e Ramifications du nerf cutané interne.

29. M. fléchisseur sublime.

à Ram. fourni par la branche antérieure du nerf radial.

30. M. cubital antérieur.

a V. cubitale antérieure.
b,b,b, Filets de terminaison du cutané interne.

31. Ligament annulaire du carpe.

a M. court fléchisseur du petit doigt.
b M. Court abducteur du pouce.
c Artère et veine cubitale allant former l'arcade palmaire superficielle.
d Rameau de l'artère cubitale allant s'anastomoser avec l'arcade profonde.
e Branche antérieure du nerf cubital.

32. M. long fléchisseur du pouce.

aa Filets nerveux fournis par le nerf médian.

33. M. fléchisseur profond des doigts.

a Tronc du nerf médian.
b Veine et artère cubitales.
c Nerf cubital.

34. M. opposant du pouce.

aa Filets du nerf médian.

35. Court fléchisseur du pouce.

36. M. adducteur du pouce.

37. Adducteur du petit doigt.

a Branche interne du nerf cubital.
b Filet du même nerf se portant à la face interne du petit doigt.

38. M. opposant du petit doigt.

39. M. superficiels de la face postérieure de l'avant-bras.

a M. extenseur commun des doigts.

b M. extenseur propre du petit doigt.
c M. cubital postérieur.
d Tronc de la veine radiale externe.
e Branche postérieure du rameau cutané externe du nerf radial.
f Rameau postérieur du nerf cubital.
g Rameau postérieur du nerf radial s'anastomosant avec le rameau précédent, et fournissant aux tégumens du dos, de la main et des doigts.
hh Prolongement tendineux se portant du tendon de l'annulaire aux tendons voisins.

40. M. anconé.

a Filet de la branche postérieure du rameau cutané externe fourni par le radial.

41. M. court supinateur.

42. M. de la couche profonde de la face postérieure de l'avant-bras.

a M. grand abducteur du pouce.
b M. court extenseur du pouce.
c M. long extenseur du pouce.
d M. extenseur propre de l'index.
e Ram. profond du nerf radial.
f Filets qui se distribuent aux muscles.
g Rameau du nerf radial, fournissant aux tégumens du dos de la main.

43. Squelette du membre thorachique.

1. Rhomboïde.
2,2,2. Sous-scapulaire.
3. Clavicule.
4. M. Sous-clavier.

3,3,3,3. Plexus axillaire.
6. Cinquième nerf cervical.
7. Sixième.
8. Septième.
9. Huitième.
10. Premier nerf dorsal.
11. Nerf thorachique supérieur.
12. Nerf petit thorachique se rendant au peti. pectoral.
13. Musculo cutané.
14. N. cutané interne.
15. Nerf médian.
16. Nerf cubital.
17. Nerf radial.
18. Nerf circonflexe postérieur.
19. Filets qui se perdent dans les graisses et dans le muscle sous-scapulaire.
20,20. Artère scapulaire supérieure.
21,21. Nerf scapulaire supérieur.
22. Artère cervicale transverse.
23. Artère axillaire.
24. Petit rameau pour le muscle sous-scapulaire.
25. Artère acromiale fournissant la thorachique supérieure.
26. Artere scapulaire commune.
27. Artère circonflexe antérieure.
28. — circonflexe postérieure.
29. — scapulaire inférieure venant de l'artère précédente.
30. scapulaire externe venant de la même artère.
31. collatérale externe ou musculaire profonde.
32. — thorachique longue ou mammaire externe.
33,33. Artère brachiale.
34. Collatérale interne.

35. Rameau pour les muscles triceps brachial antérieur et biceps.
36. Veine axillaire.
37. V. céphalique s'ouvrant dans l'axillaire.
38. V. basilique s'ouvrant dans l'axillaire.
39. V. scapulaire commune.
40. Artère cubitale.
41, 41, 41. Artère radiale.
42. Tronc intér. osseux.
43. Intér. osseuse antér.
44. Intér. osseuse postér.
45. Récurrente radicale antér. allant s'anastomoser avec l'artère collatérale externe.
46. Récurrente cubitale, } s'anastomosant avec la
47. Récurrente radiale postér., } collatérale interne.
48. Branche postérieure du nerf radial.
49. Branche antérieure du meme nerf.
50. Petite portion du rameau cutané postérieur venant du nerf radial.
51. Ligament inter-osseux.
52. Muscle carré pronateur.
53. Tendon du M. premier radial.
54. Tendondu M. deuxième radial.
55. Ramification de la branche prof. postér. du nerf radial.
56. Br. postér. du nerf cubital.
57. Premier muscle inter-osseux dorsal.
58. Deuxième muscle, inter-osseux dorsal.
59. Troisième muscle inter-osseux dorsal.
60. Quatrième muscle inter-osseux dorsal.
61. Artère radiale s'enfonçant entre le premier et le deuxième os du métacarpe.
62. Branche dorsale du carpe venant de la même artère.

63. Branche dorsale du pouce.
64. Anastomose de l'artère inter-osseuse avec la dorsale du carpe.
65. Tendons du fléchisseur superficiel.
66. — du fléchiss. profond { a, a, a, a } les quatre lombricaux.
67. Arcade palmaire superficielle.
68. 1re. artère inter-osseuse
69. 2e. artère inter-osseuse
70. 3e. artère inter-osseuse
71. 4e. artère inter-osseuse } fournissant les artères collatérales des doigts.
72. Ram. nerv. fournis par le médian.
73. Branche antér. du cubital, s'anastomosant avec le nerf précédent.
77. Arcade palmaire profonde.
74. Premier muscle inter-osseux palmaire.
76. Deuxième muscle inter-osseux palmaire.
77. Troisième muscle inter-osseux palmaire.

44. M. grand dentelé.

a Veine et artère thorachique ou mammaire externe.
b Gros cordons nerveux venant du plexus axillaire, se perdant dans le grand dentelé et le grand dorsal.

45. Petit dentelé postérieur et supérieur.

46. Petit dentelé postérieur et inférieur.

47. M. splenius.

a Branches postér. superf. venant de la 2e. paire.
b Branches de la 2e., 3e., 4e. paire, se perdant dans le splenius.

48. M. sacro lombaire.

a Tendons s'insérant à l'angle des côtes.
b Tendons s'insérant aux apophyses transverses.

49. M. long dorsal.

aa Tendons qui s'insèrent à l'angle des côtes.
bb Tendons s'insérant aux apophyses transverses.

50. M. transversaire du dos, ou accessoire du long dorsal.

a Rameau artér. venant de l'artère cervicale profonde.

51. Petit complexus.

52. Grand complexus.

a Br. postér. de la 2e. paire cervicale.
b. Br. postér. de la 3e.

53. M. transversaire épineux.

54. M. petit oblique de la tête.

a Petite branche artérielle fournie par l'artère vertébrale.

55. M. grand oblique de la tête.

a Branche postér. de la 2e. paire.
b. Ram. artér. fourni par l'artère vertébrale.

56. M. grand droit postérieur de la tête.

a Ram. nerv. fourni par la branche postér. de la 2e. paire.
b Ram. artér. fourni par l'artère vertébrale.

57. M. Couturier.

a Veine saphène interne.
b Filet postér. du nerf cutané externe.

c Filet antér. du même nerf.
d Nerf cutané moyen, pour la partie antér. de la cuisse.
e Nerf cutané antér. pour les tégumens antér. et internes de la cuisse.

58. M. Fascia-lata.

a Branche postér. du cutané externe.

59. M. droit antér. de la cuisse.

a Continuation de la branche antér. du cutané externe.
b Continuation du cutané moyen.

60. Portion interne du Muscle crural.

a Branche du nerf crural, se distribuant au vaste interne et à la peau.

61. M. droit interne.

aa Filets nerveux fournis par le honteux externe

62. Premier adducteur.

63. Deuxième adducteur.

a Rameau nerveux venant de l'obturateur.

64. M. grand fessier.

aaa Branche postér. des paires sacrés.
bb Filets venant du plexus sciatique.
cc Filets nerveux venant des 1res, 2e paires lombaires pour se perdre dans les tégumens de la partie postérieure de la cuisse.
d Division du nerf cutané externe.

65. M. moyen fessier.

a Branche postérieure du cutané externe.

bb Rameau des nerfs lombaires.
c Ram. artérielle fourni par l'artère fessière.

66. M. petit fessier.

a Branche transversale de la fessière allant s'anastomoser avec la circonflexe antérieure.
b Nerf fessier venant du plexus sciatique.

67. Pyramidal.

a Branche descendante de l'artère fessière.

68. Jumeau supérieur.

69. Jumeau inférieur.

a Branche artérielle fournie par l'ischiatique.

70. Carré de la Cuisse.

71. M. superf. de la face postér. de la cuisse.

a Biceps.
b Courte portion.
c Demi-tendineux.
d Ram. cutané postér. se distribuant à la face interne de la cuisse.
e Ram. postér. moyen.
f Ram. postér. et externe.

72. Demi-membraneux.

a Filet du ram. cutané interne, venant du petit sciatique.
b Filet nerv. fourni par le grand sciatique.

73. M. vaste externe.

a Division du nerf cutané moyen, venant du crural.

b Filet de la branche postérieure du cutané externe.

Ces muscles étant enlevés, la jambe peut être détachée du sujet et étudiée à part.

74. M. jumeaux.

a Veine saphène externe.
b Branche fournie par le nerf sciatique poplité externe.
c Nerf saphène externe.
dd Filets anastomotiques entre les deux nerfs précédens.
e Ram. cutané int. venant du nerf sciatique poplité interne.
f Filet fourni par le grand nerf saphène.
g Artère jumelle se distribuant dans l'épaisseur et à la face interne des jumeaux.

75. M. plantaire grêle.

76. M. soléaire.

a Filet nerveux venant du sciatique poplité interne.
b Tendon du plantaire grêle.
c. Tendon d'Achille.

77. Long fléchisseur du gros orteil.

a Nerf tibial postérieur.

78. Fléchisseur commun des orteils.

a Filet nerveux fourni par le nerf tibial.
b Artère tibiale postérieure.
cc Veines tibiales.

79. Jambier postérieur.

a Tronc de l'artère tibiale postérieure.
b Art. tibiale postérieure.
c Artère péronière.

d Veines qui accompagnent les artères.
e Nerf tibial postérieur.

80. Long peronier latéral.

81. Extenseur commun des doigts confondu inférieurement avec.

a M. court peronier latéral antérieur.
b Musculo-cutané de la jambe se distribuant aux tégumens de la partie inférieure de la jambe et du pied.

82. Long extenseur du gros orteil.

a Continuation du nerf musculo cutané.

83. Jambier antérieur.

84. Pédieux.

a Filet fourni par la branche int. du musculo cutané.

85. Premier interosseux dorsal.

86. Deuxième interosseux dorsal.

87. Couche superficielle de la plante du pied.

a Adducteur du gros orteil.
b Court fléchisseur des orteils.
c Abducteur du petit orteil.

88. Accessoire du long fléchisseur.

a Terminaison de l'artère tibiale.
b Plantaire interne.
c Plant. ext. s'enfonçant pour former l'arcade plantaire.
d Nerf plantaire.
e Tendon du long fléchisseur.
f Lombricaux.

89. Tendon du long fléchisseur du gros orteil.

90. Couche profonde du pied.

a M. Court fléchisseur du gros orteil.
b M. abducteur oblique.
c M. abducteur transverse.
d M. Court fléchisseur du petit orteil.
e Continuation du nerf musculo cutané externe.

91. Muscles obliques de l'abdomen.

a Grand oblique } *réunis ensemble par leur aponévrose antérieure.*
b Petit oblique }
c Art. tégumenteuse du bas-ventre.
d Feuillet de l'aponévrose du petit oblique se confondant avec celle du transverse.

92. Muscle droit antérieur.

a Artère épigastrique et veine du même nom.

93. M. pyramidal.

94. Paroi antérieure du tronc.

a Extrémité sternale de la clavicule.
b M. sous-clavier.
c,c,c Attaches du petit pectoral.
d,d,d Fibres des intercostaux internes.
e,e,e Intercostaux externes.
f Attache du grand pectoral.
g,g,g Attaches du grand dentelé.
i Veine et artère mammaire longue.
k Attache du droit antérieur.
ll Attaches du grand oblique.
m Muscle transverse.
n Feuillets aponévrotiques du même muscle ouvert pour laisser passer le droit antérieur.

o Veine et artère épigastrique, allant s'anastomoser avec la mammaire interne, les intercostales et les lombaires.
p Ligament de fallope.
q Grand oblique se repliant pour former l'arcade crurale.
r Petit oblique s'insérant dans cette arcade.
s Cordon spermatique.
t Canal inguinal.

— face interne de la même paroi.

e Artère et veine mammaire interne.
v M. triangulaire du sternum.
x Attaches du diaphragme.

95. Voûte du crâne.

a Faux du cerveau.
bb Divisions de l'artère meningée.

96. Hémisphère droit du cerveau.

97. Hémisphère gauche.

98. Couche moyenne droite du cerveau.

99. Même couche du côté opposé.

100. Couche inférieure droite.

a Corps calleux.
b Part. sup. des ventric. latéraux.

101. Couche inférieure gauche.

1. Cavité des ventricules latéraux.
2. Corps striés.
3. Bandelette fibreuse des corps striés.
4. Voûte à trois piliers.
5. Couche des nerfs optiques.

6. Glande pinéale.
7. Commissure antérieure.
8. Commissure postérieure.
9. Cavité du ventricule moyen.
10. Pédoncule de la glande pinéale.
11. Tubercules quadrijumeaux.
12. Cavité digitale.
13. Ergot de Moran.
14. Corne d'Ammon.
15. Nerf olfactif.
16. Nerf optique.
17. Tige pituitaire.
18. Éminence mamillaire.
19. Artère carotide.
20. Artère communicante de Wilis.
21. Artère cérébrale postérieure.
22. Troisième paire.
23. Quatrième paire.
24. Lobe antérieur.
25. Lobe moyen.
26. Lobe postérieur du cerveau.
27. Protubérance annulaire.

102. Cervelet.

a Protubérance annulaire.
b Éminence pyramidale.
c Éminence olivaire.
d Éminence rétiforme.
e Cervelet.
f Tronc basilaire.
g Artère cérébelleuse antérieure.
h Cérébrale postérieure.
i Cérébelleuse postérieure.
k Artère vertébrale.

l Cinquième paire.
m Sixième paire.
n Septième paire.
o Huitième paire.
p Neuvième paire.
q Dixième paire, ou acessoire de Willis.
r Disposition de l'arbre de vie.
s Calamus scriptorius.
t Cavité du quatrième ventricule.

103. Paroi supérieur de l'orbite, globe de l'œil et ses annexes.

1. Artère et nerf frontal.
2. Terminaison de la branche nasale.
3. Muscle surcillier.
4. Sinus frontal.
5. Muscle petit oblique.
6. — droit infér. de l'œil.
7. — droit interne.
8. — droit externe.
9. — droit supérieur.
10. — Releveur de la paupière supérieure.
11. — grand oblique.
12. Poulie du grand oblique.
13. Artère ophtalmique.
14. Branche lacrymale.
15. — musculaire inférieure.
16. — musculaire supérieure.
17. — cilaires longues.
18. — cilaires courtes.
19. — ethmoïdale postérieure.
20. — ethmoïdale antérieure.
21. — palpébrale.
22. Nerf optalmique de Willis.

23. Nerf nassal.
24. Rameau allongé pour le ganglion ophtalmique.
25. Rameau pour le releveur de la paupière supérieure.
26. Nerf frontal.
27. Branche interne du rameau frontal.
28. Nerf moteur oculaire commun.
29. Branche inférieure.
30. Branche supérieure.
31. Rameau qui se porte au ganglion ophtalmique.
32. Ganglion ophtalmique, d'où partent les rameaux ciliaires.
33. Nerf pathétique.
34. Nerf moteur oculaire externe.
35. Sclérotique.
36. Cornée.

104. Choroïde.

a Artères ciliaires longues.
b Cercle ciliaire.
c Ciliaires courtes
d Nerfs ciliaires.
e Corps ciliaire.
f Iris au milieu duquel on voit la pupile.
g Procès ciliaires.

105. Cristallin.

106. Nerf optique, rétine et corps vitré.

a Nerf optique.
b Retine.
c Empreinte des replis du corps ciliaire.
d Corps vitré à travers lequel on aperçoit les divisions de l'artère centrale de la rétine et la tache jaune de Sœmmering.

107. Moitié gauche de la face et du cou.

1. Cavité orbitaire.
2. Tronc lacrymal
3. Branche frontale de l'ophtalmique de Willis.
4. Nerf sous-orbitaire.
5. Muscle transversal du nez.
6. Fosse moyenne de la base du crâne.
7. Tronc de l'artère carotide interne, sur laquelle se trouve la communication du grand sympatique avec la sixième paire cervicale.
8. Ganglion de la cinquième paire.
9. Branche ophtalmique de Willis.
10. — sous-orbitaire ou maxillaire supérieure.
11. — maxillaire inférieure.
12. Artère meningée moyenne.
13. Fosse temporale.
14. Artère temporale profonde antérieure.
15. Artère temporale profonde postérieure.
16. — masseterine.
17. — sous-orbitaire.
18. Terminaison de la maxillaire interne fournissant *la palatine supér., la spheno-palatine, la ptérigo-palatine et la vidienne.*
19. L'artère alvéolaire, allant s'anastomoser avec la sous-orbitaire.
20. Artère buccale.
21. Branche dentaire supérieure, venant de la maxill. sup. avant son passage dans le conduit sous-orbitaire.
22. Nerfs temporaux profonds.
23. Nerf buccal.
24. Nerf masséterin.
25. Muscle ptérygoïdien externe.
26. Nerf ptérygoïdien.

27. Muscle digastrique.
28. Veine jugulaire interne.
29. Artère carotide interne.
30. — carotide externe.
31. — carotide primitive.
32. Tronc de la veine faciale.
33. Insertion de la veine thyroïdienne.
34. Veine maxillaire externe, ou faciale antérieure.
35. — faciale.
37. — temporale.
38. — occipitale.
39. M. stilo hyoïdien.
40. M. stilo pharyngien.
41. M. stilo glosse.
42. Artère thyroïdienne sup., venant de la carotide externe.
43. Rameau laryngé, venant de l'artère précédente.
44. Ram. transvers. se portant à l'espace crico-thyroïdien.
45. Artère linguale.
46. — labiale ou maxillaire externe.
47. — pharyngienne inférieure.
48. Branche postér. de la même artère, pénétrant dans l'intérieure du crâne.
49. Origine de l'occipitale.
50. Auriculaire postérieure.
51. Pharyngienne inférieure.
52. Temporale superficielle.
53. Maxillaire interne.
54. Méningée moyenne venant de la précédente.
55. Dentaire inférieure.
56. Pterygoïdienne.
57. Temporale profonde postérieure.
58. Nerf temporal superficiel venant de la cinquième paire.
59. Nerf lingual.
60. Nerf maxillaire inférieur ou dentaire.

61. Filet qui se porte à la face interne de la mâchoire.
62. Nerf de la septième paire ou auditif.
63. Nerf auriculaire postérieur.
64. Filet de la septième paire, traversant le digastrique et allant s'anastomoser avec le glosso pharyngien.
65. Branche supérieure de la septième paire, se distribuant à la tempe et à la face.
66. Branche inférieure de la septième paire.
67. Nerf pneumo-gastrique.
68. Glosso pharyngien.
69. Filet descendant sur la carotide pour s'anastomoser avec le grand sympathique.
70. Rameau laryngé fourni par la huitième paire.
71. Rameau externe venant du nerf précédent et se distribuant au constricteur inférieur ou crico thyroïdien et à la glande thyroïde.
72. Rameau interne du même nerf, s'enfonçant dans le larynx.
73. Grand hypoglosse.
74. Branche fournie par le nerf précédent, s'anastomosant avec des filets de la deuxième et de la troisième paires cervicales, et fournissant ainsi l'anse nerveuse que l'on trouve sur la veine jugulaire.
75. Filet du grand hypoglosse pour le thyroïdien.
76. Péristaphilin interne.
77. Péristaphilin externe.
78. Pharingo staphylin.
79. Glosso staphylin.
80. Palato staphylin.
81. Cornet moyen.
82. Cornet inférieur.
83. Ouverture du sinus maxillaire.
84. Ouverture du canal nasal.
85. Trompe d'Eustache.

86. Ptérigo palatine.
87. Spheno palatine.
88. Palatine postérieure.
89. Vidienne.
90. Voûte palatine.
91. La langue M. lingual.
92. Hyo. glosse.
93. Artère et nerf lingual.
94. Fibres du genio glosse.
95. Genio-hyoïdien.
96. Épiglotte.
97. Cordes vocales sup. } laissant entre elles un espace connu sous
98. Cordes vocales inf. } le nom de sinus laryngé.
99. Cartilage aryténoïde.
100. Face interne du larynx et de la trachée-artère.
101. Cartilage thyroïde.
102. Cartilage cricoïde.
103. Muscle aritenoïdien.
104. Muscle crico-aritenoïdien postérieur.
105. Crico aritenoïdien latéral.
106. Thyro aritenoïdien.
107. Crico thyroïdien.
108. Thyro hyoïdien.
109. Milo hyoïdien.
110. Attaches du constricteur moyen et inférieur.
111. Trachée-artère.

108. Moitié postérieure du pharinx.

109. Cloison moyenne des fosses nasales.

110. Moitié droite de la face.

1. Orbiculaire des paupières.
2. Masseter.
3. Milo hyoïdien.

4. Thyro-hyoïdien.
5. Crico-thyroïdien antérieur.
6. Ptérygoïdien externe.
7. Ptérygoïdien interne.
8. Constricteur supérieur.
9. Constricteur moyen.
10. Constricteur inférieur.
11. Sinus frontal.
12. Sinus sphénoïdal.
13. Cornet supérieur.
14. Cornet moyen.
15. Cornet inférieur.
16. Voûte palatine.
17. Face supérieure de la langue.
18. M. Genio glosse.
19. M. genio hyoïdien.
20. Épiglotte.
21. Corde vocale supérieure.
22. Corde vocale inférieure.
23 Cavité du larynx.
24. Arrière-bouche ou pharynx.
25. Œsophage.
26. Voile du palais.
27. Pilier antérieur.
28. Pilier postérieur.

111. Poumon gauche ouvert pour laisser voir la disposition des veines, bronches et artères.

a Veine et artère diaphragmatiques supérieures.
b Nerf diaphragmatique, venant du plexus cervical.
c Lobe supérieur du poumon.
d Lobe inférieur du poumon.
e,e,e Veines pulmonaires.
f,f,f,f Artères pulmonaires.
g,g,g Division des bronches.

112. Poumon droit.

a Lobe supérieur.
b Lobe moyen.
c Lobe inférieur.
d Insertion de l'artère pulmonaire.
e Insertion de la veine.
f Insertion des bronches.
g Plèvre pulmonaire se repliant pour former le médiastin postérieur.
h Plèvre pulmonaire se repliant pour former le médiastin antérieur.

113. Cavité gauche du cœur.

a,a,a,a Veines pulmonaires.
b Oreillette.
c Ventricule.
d Cloison inter-ventriculaire.
e,e,e Artère coronaire gauche du cœur.
f,f Veine coronaire du cœur.
g Veine moyenne ou postérieure.
h Origine de l'aorte.
i Insertion de l'artère coronaire droite.
k,k,k Les trois valvules sygmoïdes à l'orifice de l'aorte.
ll Valvule mitrale.
m,m Cavité de l'oreillette gauche.
n Cavité du ventricule.
o Colonnes charnues.
p Nerf diaphragmatique.

114. Cavité droite du cœur ; vaisseaux du cœur.

1. Ventricule droit.
2. Oreillette.
3. Artère coronaire droite.

4. Artère graisseuse de Wieussens.
5. Veines antérieures venant immédiatement de l'oreillette.
6. Veine cave inférieure.
7. Origine de la veine coronaire.
8. Veine cave supérieure.
9. Veine azygos.
10. Veine sous-clavière gauche.
11. Veine sous-clavière droite.
12. Jugulaire interne.
13. Jugulaire externe.
14. Axillaire.
15. Artère thyroïdienne inférieure.
16. Artère intercostale supérieure.
17. Mammaire interne.
18. Veine thymique.
19. Veine qui accompagne l'artère diaphragmatique.
20. Artère pulmonaire.
21. Canal artériel.
22. Cloison inter auriculaire.
23. Cavité de l'oreillette droite.
24. Valvule triglochine.
25. Ouverture de l'artère pulmonaire.
26. Cavité du ventricule droit.
27. Disposition des colonnes charnues.
28. Aorte primitive.
29. Tronc brachio-céphalique.
30. Artère sous-clavière droite.
31. Artère carotide primitive droite.
32. Artère carotide primitive gauche.
33. Artère sous-clavière gauche.
34. Artère thyroïdienne inférieure.
35. Artère mammaire interne.
36. Artère vertébrale.

37. Artère cervicale profonde.
38. Artère cervicale transverse.
39. Artère scapulaire supérieure.
40. Artère interscotale supérieure.
41. Aorte thorachique.
42. Art. bronchiques.
43. Art. œsophagiennes.
44,44. Art. inter-costales.
45. Insertion du canal thorachique dans la veine sous-clavière gauche.
46. Nerf diaphragmatique gauche.
47. Œsophage.
48. Trachée-artère.
49. Bronches.
50. Nerf pneumo-gastrique.
51. Filets cardiaques du nerf précédent.
52. Filets carotidiens du grand sympathique.
53. Nerf récurrent.
54. Continuation du pneumo-gastrique.
55. Sa division sur les bronches.
56. Plexus cardiaque profond, résultant de l'union des nerfs cardiaques de l'un et l'autre côté.
57. Origine plexiforme du grand nerf cardiaque.
58. Tronc du pneumo-gastrique se portant vers l'œsophage et ses divisions, et ses fréquentes a moses.
59. Nerfs stomachiques.

115. Paquet intestinal.

a,a,a,a,a Jéjunum.
b,b,b,b Ileum.
c Cœcum.
d Insertion de l'intestin grêle.
e Appendice vermiculaire du cœur

f Cavité du cœcum.
g Valvule cæcale.
h Colon ascendant.
i Colon transverse.
k Disposition de la cavité du colon.
l Artère mésentérique supérieure.
m Veine mésentérique supérieure ou grande veine mésaraïque.
n Artère et veine colique supérieure, droite.
o Artère et veine colique moyenne.
P Artère et veine colique inférieure.

116. Estomac, duodenum et Pancréas.

a,a,a,a Estomac.
b,b,b Artère coronaire stomachique.
c Branche ascendante œsophagienne.
d Insertion de l'Œsophage dans l'estomac.
e Cavité de l'estomac.
f Ouverture œsophagienne.
g Ouverture pylorique.
h Artère gastro-épiploïque gauche.
i Artère gastro-épiploïque droite, s'anastomosant avec la précédente.
k Artère pilolorique.
l Insertion du duodenum.
m,m,m Duodenum.
n Pancréas.
o Conduit pancréatique.
p Insertion du canal cholédoque dans le duodenum.

117. Vessie.

a,a,a Vessie.
b Artère vésicale.
c Artère s'insérant dans la vessie.

d Canal déférent.
e Vésicule spermatique.
f Canal éjaculateur.
g Prostate.
h,h Cavité de la vessie.
i,i Bas fond de la vessie.
k,k Ouverture des uretères.
l Ouverture du canal de l'urètre.
m Espace compris entre ces trois ouvertures que l'on désigne sous le nom de trigone vésical.
n Luette vésicale.
o Verumontanum.

118. Diaphragme.

a Diaphragme.
b Divisions de l'artère et du nerf diaphragmatique supér.
c Pilier droit.
d Pilier gauche.
e Faisceau musculeux, se portant du pilier droit au pilier gauche.
f Faisceau musculeux, montant du pilier gauche au pilier droit.
g Petite ouverture triangulaire résultant de cet entrecroisement.
h Ouverture pour l'œsophage et la 8e paire.
i Ouverture pour l'aorte, le canal thorachique et la veine azygos.
k Ouverture pour la veine cave infér.
l Artère diaphragmatique droite.
m Artère diaphragmatique gauche.
n Veine diaphragmatique.

119. Foie, Rate, Vaisseaux, etc.

a,a,a,a Le foie.

b Sillon longitudinal.
c Sillon transversal.
d Dépression superficielle qui répond à l'estomac.
e Eminence porte antérieure.
f Eminence porte postér. ou lobe d'espigel.
g Vésicule biliaire.
h Enfoncement pour le colon.
i Insertion du grand ligament du foie.
k,k,k,k Veine cave inférieure.
l,l,l Ouverture des veines hépatiques dans la veine cave.
m Division de la veine hépatique.
n Tronc de l'artère hépatique.
o Canal cistique.
p Canal hépatique.
q Canal choledoque.
r Artère gastro-épiploïque droite.
s Artère cistique.
t Tronc de la veine-porte.
u Tronc de l'aorte.
u Tronc de l'artère cœliaque.
v Coronaire stomachique.
x Artère splénique.
y Tronc gastro-épiploïque gauche.
z Petite branche pour le pancréas.
aa Grande veine mesaraïque.
bb Artère mésentérique supérieure.
cc Petite veine mesaraïque.
dd Artère mésentrique inférieure.
ee La rate.
ff Capsule sur-rénale.
gg Artère capsulaire.
hh Le rein.
ii Veine et artère renale.
kk Substance corticale.

ll Substance mamelonée.
mm Les calices.
nn Le bassinet.
oo Les urétères.
pp Artère et veine spermatique.
qq Colon descendant.
rr S. iliaque du colon.
ss Rectum.
tt Artères intercostales.
uu Artères lombaires.

120. M. petit Psoas.

121. M. grand Psoas et iliaque

a M. grand psoas.
b Iliaque.
c Branche iliaque de l'artère ileo-lombaire.
d Artère iliaque antérieure.
e Nerf cutané externe.
f Racine supér. du nerf cutané ext., venant de la branche d'anastomose du 2e et 3e lombaire.
g Racine infér. du précéd., venant de la même origine.
h Nerf spermatique externe, venant de la 2e paire lombaire.
i Filet qui se sépare du précédent pour se réunir ensuite.
k Rameau interne du nerf précédent.
l Rameau externe du précédent.
m Rameau lombo-inguinal.
n Rameau externe du nerf précédent.
o Nerf cutané moyen.
p Nerf cutané antérieur.
q Tronc du nerf crural
r Plexus, filamenteux du nerf précédent.
s Nerf recurrent du grand psoas.
t Cutané inférieur pour le muscle crural

u Branche du nerf crural, se distribuant au vaste interne.
v Nerf saphène.
x Filets qui se portent au pectiné.
y Rameau pour le M. couturier.
z Rameau antér. venant de l'art. circonflexe antér. pour s'anastomoser avec l'iliaque antérieure.

122. Aponévroses. Poste du M. transverse.

a Fibres charnues du M. transverse.
b Insertion du petit oblique au transverse.
c Feuillet aponev. postér. du transverse.
d Feuillet moyen.
e Feuillet antérieur.

123. Scalène antérieur.

a Nerf diaphragmatique.
b Racine venant de la 11e P. cervicale.
c Racine venant de la 5e P. cervicale.

124. Grand droit antérieur du cou.

a Ganglion supérieur du grand sympathique.
b Ganglion moyen.
c Cordon de communication entre ces deux ganglions.
d Filets se portant sur la carotide pour s'anastomoser avec la 6e P.
eee Filets d'anastom. avec la 1re, 2e et avec l'anse nerveuse.
ff Filets venans de la 1re, 3e, 4e P. cervicales.
g Filet descendant sur la carotide.
h Filet communiquant au ganglion cervical infér.

125. Testicules.

a Testicule droit recouvert de ses enveloppes ; on aperçoit quelques traces des fibres du cremaster.
b Testicule gauche.

c Cordon spermatique.
d Veine spermatique.
e Artère spermatique.
f Canal déférent.
g Corps d'highmore.
h Epididyme.
i Tête de l'épididyme.

126. Penis.

a Le gland.
b Tissu spongieux du canal de l'urètre.
cc Corps caverneux.
d Artère dorsale de la verge.
fff Rameaux veineux rapportant le sang du gland.
ggg R. vein. rapportant le sang du tissu spongieux.
hh Muscle bulbo-caverneux.
ii Ischio caverneux.
kk Membrane extérieure du corps caverneux.
l Tissu spongieux.
m Canal de l'urètre.
n Fossete naviculaire.

127. Portion supérieure de la moitié gauche de la colonne vertébrale.

1. Fosse postér. de la base du crâne.
2. Insertion du muscle droit antér.
3. M. petit droit antér. du cou.
4. Filets nerveux du ganglion supér. du grand sympathique, se portant à la 6e paire cérébrale.
5. Muscle long du cou.
6. 1re paire cervicale.
7. 2me paire cervicale.
8. Anse nerveuse qui embrasse l'apophise transverse de l'atlas.

9. Branche de la 2ᵉ P., s'anastamosant avec la 3ᵉ.
10. Nerf résultant de cette anastomose, et qui, avec le grand hypoglosse, forme l'arcade renversée.
11. Branche pour le plexus cervical superficiel.
12. Br. pour le plexus cervical postér. de la 2ᵉ paire formant le nerf occipital.
13. 3ᵐᵉ P. cervicale.
14. Filet pour le grand sympathique.
15. Filet qui s'anastomose avec la 2ᵐᵉ paire.
16. Branche pour la 4ᵉ.
17. Branche pour le plexus cervical superf.
18. Quatrième paire cervicale.
19. Branche de communication pour la 5ᵉ paire.
20. Br. de communication pour la 3ᵉ.
21. Br. pour le nerf diaphragmatique.
22. Ram. pour le plexus cervical superf.
23. Cinquième Paire.
24. Sixième Paire.
25. Septième Paire.
26. Huitième Paire.
27. Première Paire dorsale.
28. Plexus cervical profond.
29. Ganglion cervical inférieur.
30. Artère vertébrale.
31. Ram. de cette artère, se distribuant au grand droit antér. et au long du cou.
32. Artère cervicale profonde ou ascendante.
33. Scalène postér.
34. Branches postér. des paires cervicales.
35. Branches postér. de l'artère vertébrale.
36. M. inter. épineux du cou.
37. M. petit droit postér. de la tête.
38. Petit droit latéral.
39. Artère occipitale.

40. Insertion du sterno mastoïdien.
41. Insertion du splenius.
42. Insertion du grand complexus.
43. Insertion du petit complexus.
44. Divisions du nerf occipital.
45. Veines rachidiennes.
46. Cavité du canal rachidien.
47. Veines qui rampent dans cette cavité.
48. Trous rachidiens.

128. Moitié du squelette du côté droit.

1. Insertion du M. long du cou.
2. Veine et artère intercostales supérieures.
3. Canal thorachique.
4. Nerfs intercostaux.
5. Muscles intercostaux internes.
6. Veine azygos.
7. Branche ascendante de la demi-azigos.
8. Terminaison de la demi-azygos dans la veine lombaire.

9.10.11.12.13. 1er., 2e., 3e., 4e., 5e. nerfs lombaires, formant le plexus lombaire.

14. Ganglions du grand sympathique.
15. Filets postérieurs de ces ganglions, s'anastomosant avec les nerfs dorsaux lombaires et sacrés.
16. Filets antérieurs de la région thorachique pour le poumon, le cœur.
17. Filets contribuant à la formation du grand splanchnique.
18. Grand splanchnique.
19. Petit splanchnique.
20. Filets antérieurs des ganglions lombaires sacrés, se distribuant aux organes contenus dans le bassin.

21. Veines et artères intercostales.
22. Branche postérieure.
23. Insertion du grand et petit psoas.
24. Insertion du diaphragme aux côtes.
25. M. carré des lombes.
26. M. inter-transversaire.
27.28.29. Artères et veines lombaires.
28. Intercostaux postérieurs.
29. Disposition de l'artère de la veine intercostale, le muscle intercostal postérieur ayant été enlevé.
30. Branches perforantes ou postérieures des artères intercostales.
31. Insertion du petit dentelé.
32. Muscles sur costaux.
33. Insertion du scalène postérieur.
34. Apophyses transverses des vertèbres du dos et des lombes.
36. M. inter. épineux des lombes.
37. Apopyhses épineuses.
38. Insertion du petit dentelé postérieur.
39. Veines rachidiennes postérieures.
40. Veines rachidiennes dans le canal.
41. Trous rachidiens.
42. Artère sacrée moyenne.
43. Branches lombaires s'anastomosant avec la première branche sacrée.
44.45.46.47.48. Branches antérieures des 1ères., 2e., 3e., 4e., 5e. paires sacrées.
49. Tronc du nerf cutané externe.
50. Tronc du nerf cutané antérieur.
51. Tronc du nerf crural.
52. Nerf obturateur.
53. Nerf accessoire au nerf obturateur.

54. Veine iliaque primitive accompagnant l'artère.
55. Artère iliaque primitive.
56. Artère hypogastrique.
57. Artère ileolombaire.
58. — sacrée latérale.
59. Artère fessière.
60. Artère obturatrice.
61. — Hémorrhoïdale moyenne.
62. — Vésicale.
63. Artère honteuse interne.
64. — Ischiatique.
65. Filets nerveux appartenant au plexus hypogastrique.
66. Lacis veineux placé sur les côtés de la vessie.
67. Sphincter interne de l'anus.
68. Ischio coccigien.
69. Releveur de l'anus.
70. Transverse du periné.
71.71.71. Insertion du mus. pyramidal à la face interne du sacrum.
72. M. obturateur interne.
73. Fosse iliaque interne.
74. Portion du canal déférent.
75. Art. v. spermatique, se réunissant pour former le cordon.
76. Veine iliaque externe.
77. Artère iliaque externe.
78. Artère crurale.
79. Veine crurale.
80. Artère et veine épigastrique.
81. Artère V. iliaque antér.
82. Art. tégumenteuse du bas ventre.
83. V. Saphène interne.
84. Art. 2e. honteuse externe.

85. Tronc commun aux art. musculaires de la cuisse.
86. Circonflexe antérieure.
87. Circonflexe postérieure.
88. Musculaire.
89. Art. crurale profonde.
90. Nerf saphène.
91. Br. du nerf crural se distribuant au vaste interne.
92. N. cutané inférieur et externe de la cuisse.
93. Filet du N. crural pour le vaste externe.
94. Insertion du M. couturier.
95. Insertion du M. droit antérieur.
96. Capsule articulaire.
97. M. crural.
98. M. pectiné.
99. M. obturateur externe.
100. M. grand adducteur.
101. Insertion du corps caverneux.
102. Bulbe de l'urètre.
103. Canal de l'urètre.
104. Bulbo caverneux.
105. Ischio caverneux.
106. Grand ligament sacro-sciatique.
107. Tendon de l'obturateur interne.
108. Petit ligament sacro-sciatique.
109. Branche supér. de l'artère fessière.
100. Fosse iliaque externe.
111. Grand trokanter.
112. Grand nerf sciatique.
113. Petit nerf sciatique.
114. Nerf honteux externe.
115. Art. transversale du périné, venant de l'artère honteuse.

116. Filets nerveux qui se portent au grand adducteur.
117. Première perforante.
118. Deuxième perforante.
119. Troisième perforante.

129. Squelette de la jambe.

1. Muscle crural.
2. Insertion du droit antér. de la cuisse, confondu avec les muscles précédens.
3,3. Anastomoses des veines sous-cutanées.
4. Rotule.
5. Grand nerf sciatique.
6. Nerf sciatique popilité interne.
7. Nerf sciatique popilité externe.
8. Filet nerveux, venant du sciatique popilité interne, allant se distribuer au soléaire.
9. Veine et artère poplitée.
10. Artère articulaire supér. externe.
11. Artère et veine articulaire super. interne.
12. — articulaire inférieure externe.
13. — articulaire inférieure interne.
14. — articulaire antérieure.
15. — articulaire postérieure ou jumelle.
16. Artère tibiale postérieure.
17. — tibiale antérieure.
18. Muscle poplité.
19. Nerf saphène et veine saphène externe ou postér.
20,20,20. Nerf saphène interne.
21. Filet nerveux pour le muscle poplité.
22. Ligament de la rotule.
23. Nerf tibial antér.
24. Tronc du musculo-cutané se séparant du précéd.

25. Branche recurrente de l'artère tibiale s'anastomosant avec les articul.
26. Ligament inter-osseux.
27. M. Court perronnier latéral.
28. Tendon de ce même muscle s'entrecroisant avec le tendon du long peronnier.
29. Tendon du long peronnier.
30. Tibiale postérieure.
31. Artère peronnière.
32. Branche antérieure de la même artère.
33. Branche postérieure.
34. Branche transversale de l'artère tibiale postér., s'anastomosant avec la péronière postérieure.
35,35. Ramifications nerveuses de la tibiale antér., se distribuant dans les muscles de la région antér. de la jambe.
36. Branche de la tibiale antér, se portant sur la malléole externe.
37. Branche de la même artère se distribuant sur la malléole interne.
38. Ligament annulaire du pied.
39.39. Divisions du musculo cutané qui se trouvent sur ce ligament.
40. Division de la peronnière antér., se distribuant sur le côté interne du pied.
41. Artère transversale du métacarpe.
42. Artère pédieuse s'anastomosant avec la plantaire.
43. Arcade plantaire.
44. Branches inter-osseuses.
45. Artères collatérales des doigts.
46. Tendon d'Achille, s'insérant au calcanéum.
47. Tendon du jambier postérieur.

48, 49, 50. Premier, deuxième, troisième muscles inter-osseux plantaires.

51. Tendons des fléchisseurs des doigts.

52. Terminaison de la veine saphène externe.

53. Veine saphène interne.

54. Terminaison du nerf saphène.

www.ingramcontent.com/pod-product-compliance
Ingram Content Group UK Ltd.
Pitfield, Milton Keynes, MK11 3LW, UK
UKHW021520260726
13993UKWH00004B/1797

9 782329 239439